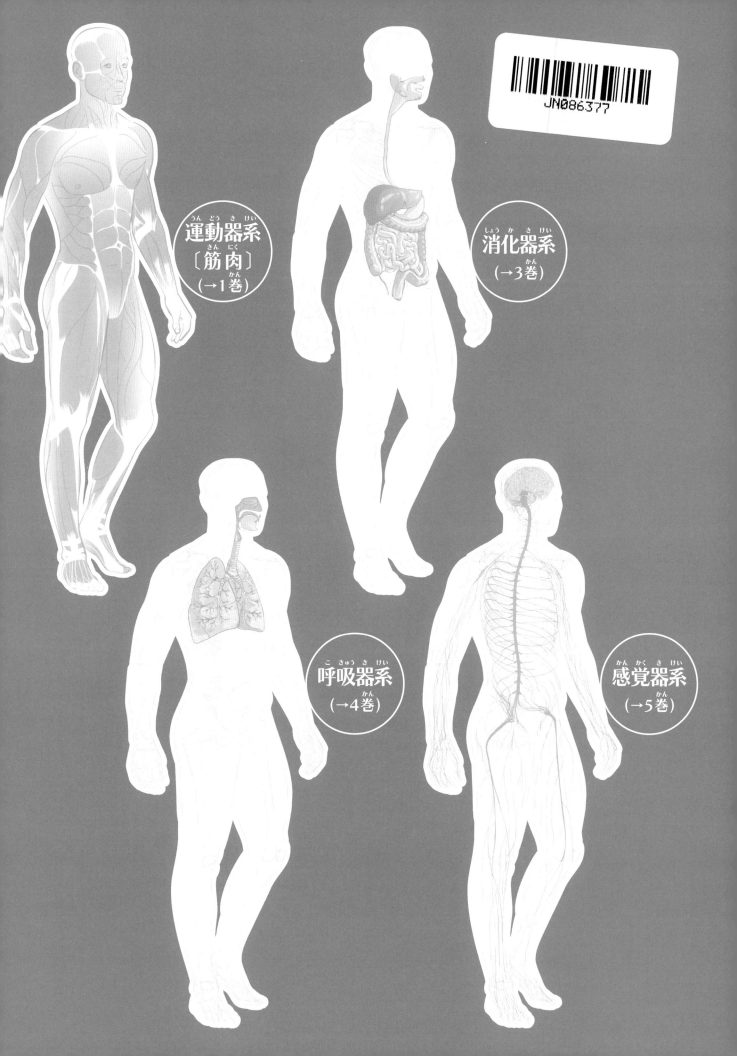

運動器系
〔筋肉〕
(→1巻)

消化器系
(→3巻)

呼吸器系
(→4巻)

感覚器系
(→5巻)

JN086377

どうなってるの!?

人のからだのしくみ大図解

監修 坂井 建雄（順天堂大学特任教授）

4 呼吸と血液の循環

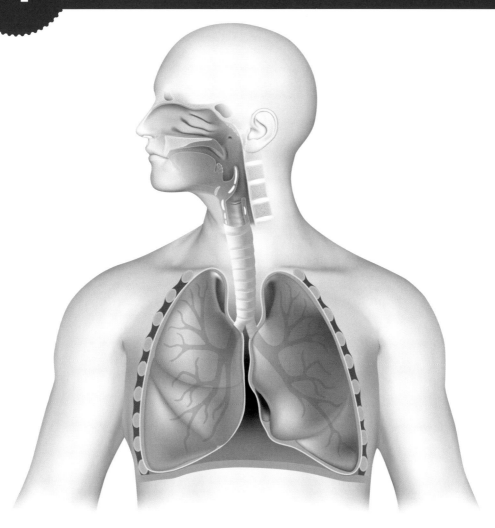

ポプラ社

目次

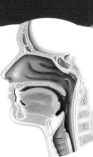

この本の見方

この本は、イラストや写真を中心にして、人のからだを楽しく、くわしく紹介しています。

Q｜人と動物のからだに関する疑問です。

A｜Q(疑問)に対する答えです。

コラム｜このページの Q&A に関する発展情報やおもしろい情報を紹介しています。

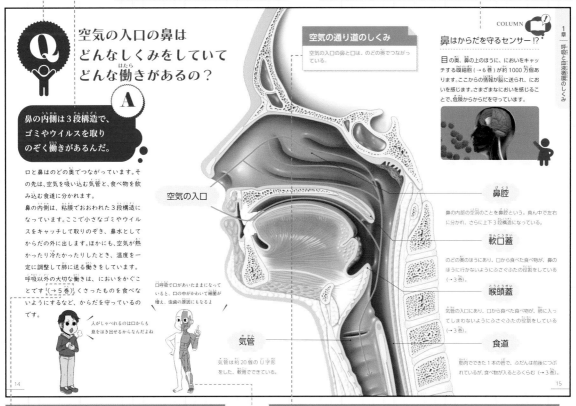

Q 空気の入口の鼻はどんなしくみをしていてどんな働きがあるの？

A 鼻の内側は3段構造で、ゴミやウイルスを取りのぞく働きがあるんだ。

口と鼻はのどの奥でつながっています。その先は、空気を吸い込む気管と、食べ物を飲み込む食道に分かれます。
鼻の内側は、粘膜でおおわれた3段構造になっています。ここで小さなゴミやウイルスをキャッチして取りのぞき、鼻水としてからだの外に出します。ほかにも、空気が熱かったり冷たかったりしたとき、温度を一定に調整して肺に送る働きをしています。
呼吸以外の大切な働きは、においをかぐことです（→5巻）くさったものを食べないようにするなど、からだを守っているのです。

人がしゃべれるのは口からも息をはき出せるからなんだよね

口呼吸で口があいたままになっていると、口の中がかわいて細菌が増え、虫歯の原因にもなるよ

空気の入口

気管 気管は約20個のU字形をした、軟骨でできている。

空気の通り道のしくみ
空気の入口の鼻と口は、のどの奥でつながっている。

鼻腔 鼻の内部の空間のことを鼻腔という。真ん中で左右に分かれ、さらに上下3段構造になっている。

軟口蓋 のどの奥のほうにあり、口から食べた食べ物が、鼻のほうに行かないようにふさぐふたの役割をしている（→3巻）。

喉頭蓋 気管の入口にあり、口から食べた食べ物が、肺に入ってしまわないようにふさぐふたの役割をしている（→3巻）。

食道 筋肉でできた1本の管で、ふだんは前後につぶれているが、食べ物が入るとふくらむ（→3巻）。

鼻はからだを守るセンサー!?
目の奥、鼻の上のほうに、においをキャッチする嗅細胞（→6巻）が約1000万個あります。ここからの情報が脳に送られ、においを感じます。さまざまなにおいを感じることで、危険からからだを守っています。

1章 呼吸と血液循環のしくみ

→｜くわしい説明がのっているページ数、またはほかの巻数です。

図解の解説｜イラストや写真について説明をしています。

キャラクター｜重要な部分や補足内容などを説明をしています。

この本に登場するキャラクターたち

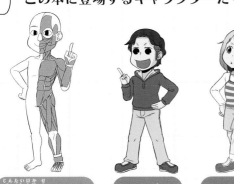

人体博士 トミー　　ナギ　　ハコ

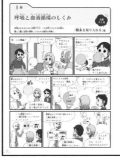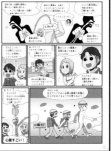

人体マンガ｜各章のはじめに、その章のテーマをマンガで楽しく紹介しています。

人 はなぜ呼吸をするのだろう 吸った空気はどうなるの？

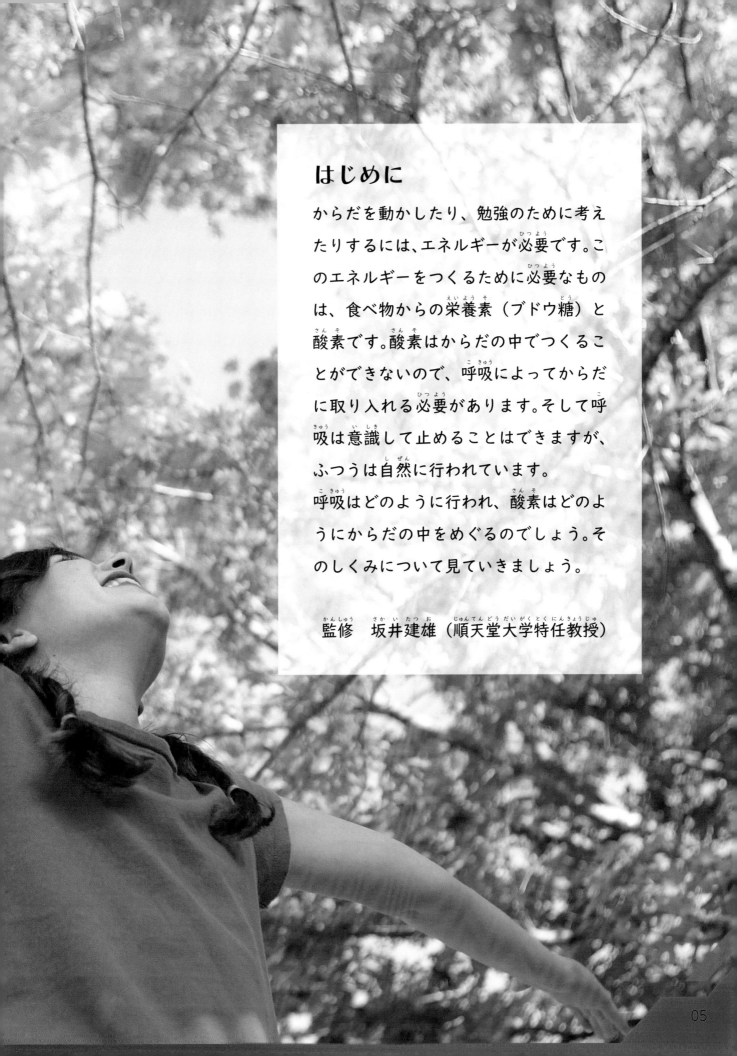

はじめに

からだを動かしたり、勉強のために考えたりするには、エネルギーが必要です。このエネルギーをつくるために必要なものは、食べ物からの栄養素（ブドウ糖）と酸素です。酸素はからだの中でつくることができないので、呼吸によってからだに取り入れる必要があります。そして呼吸は意識して止めることはできますが、ふつうは自然に行われています。

呼吸はどのように行われ、酸素はどのようにからだの中をめぐるのでしょう。そのしくみについて見ていきましょう。

監修　坂井建雄（順天堂大学特任教授）

1章

呼吸と血液循環のしくみ

呼吸は生きるために必要不可欠。この自然に行われる呼吸は、
肺と心臓と血管が連携して行われる緻密な作業だ。

人体
マンガ

「酸素を取り入れる」編

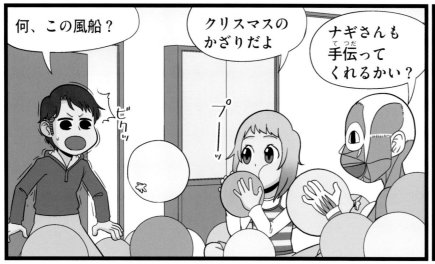

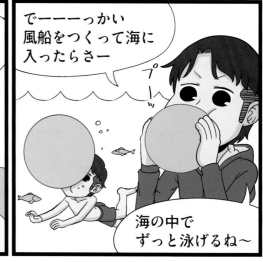

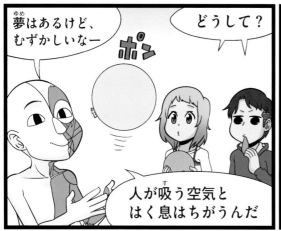

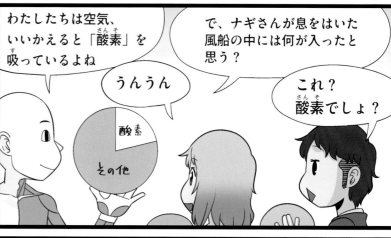

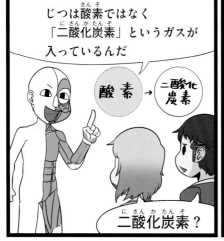

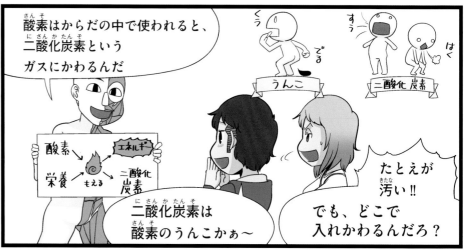

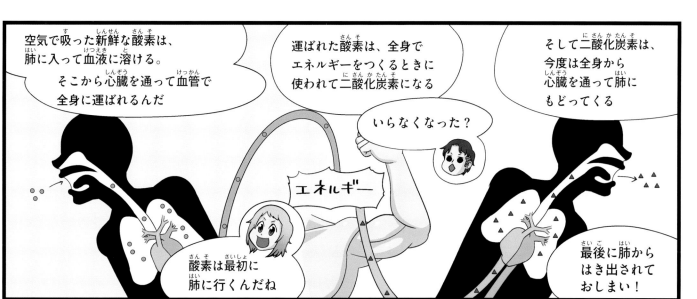

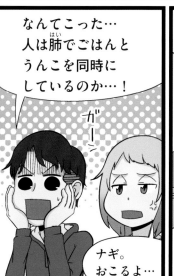

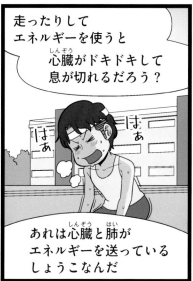

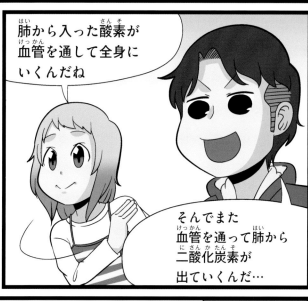

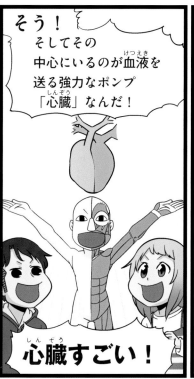

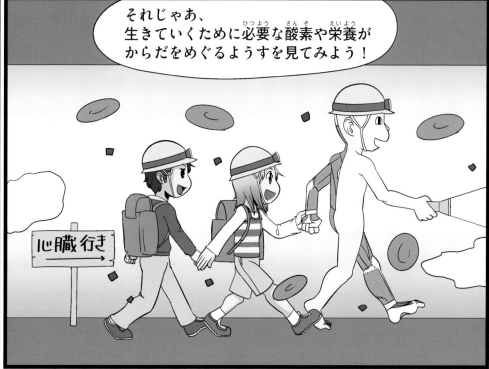

空気を取り入れるのはどこ？
取り入れた空気をからだに送るのはどこ？

空気中には、いろいろな物質がふくまれています。なかでも、からだの中で栄養素を燃やすために必要なのが酸素です。酸素を取り入れるために働くのが肺で、口・鼻・気管と合わせて「呼吸器官」といいます。そして、全身に酸素を送るのが心臓で、血管と合わせて「循環器官」といいます。

肺によって吸い込まれた酸素は、心臓を通って全身へと運ばれていきます。また、栄養素を燃やしたあとにできた二酸化炭素は、全身の血管から酸素がきた道順とは逆方向にもどり、息としてはき出されます。

このように肺と心臓は、連携して働いているのです。

器官……からだを構成する部品。決まったかたちと機能をもち、いくつかの組織が集まってできている。

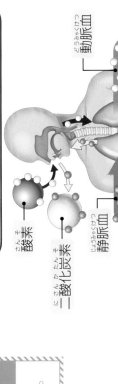

体をめぐる酸素と二酸化炭素

酸素

二酸化炭素

動脈血

静脈血

血管

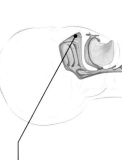

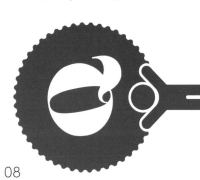

A

空気を吸い込むのは肺で、
酸素をめぐらせるのは心臓。
連携して働いているんだ。

空気がからだをめぐるための器官

鼻から肺を呼吸器官、心臓と血液を循環器官といい、この2つが連携して空気がめぐる。

呼吸器官

鼻・口（→p14〜15）

鼻はゴミやウイルスなどを取りのぞき、きれいな空気を肺に送る。口もふくむ呼吸器官のはじまり。

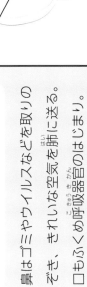

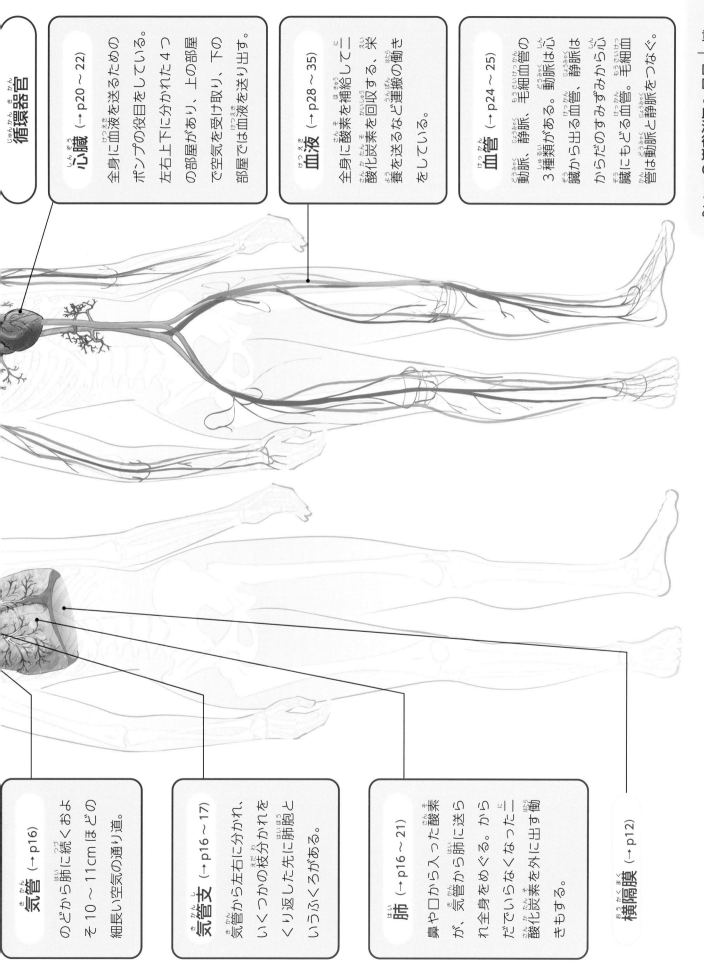

循環器官

心臓（→p20〜22）

全身に血液を送るためのポンプの役目をしている。左右上下に分かれた4つの部屋があり、上の部屋で空気を受け取り、下の部屋では血液を送り出す。

血液（→p28〜35）

全身に酸素を補給して二酸化炭素を回収する。栄養を送るなど運搬の働きをしている。

血管（→p24〜25）

動脈、静脈、毛細血管の3種類がある。動脈は心臓から出る血管、静脈はからだのすみずみから心臓にもどる血管。毛細血管は動脈と静脈をつなぐ。

気管（→p16）

のどから肺に続くおよそ10〜11cmほどの細長い空気の通り道。

気管支（→p16〜17）

気管から左右に分かれ、いくつかの枝分かれをくり返した先に肺胞というふくろがある。

肺（→p16〜21）

鼻や口から入った酸素が、気管から肺に送られ全身をめぐる。からだでいらなくなった二酸化炭素を外に出す働きもする。

横隔膜（→p12）

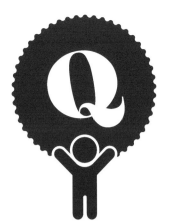

Q 呼吸って何？ 吸う息とはく息はどうちがうの？

A 吸う息にはからだに必要な酸素、はく息には不要な二酸化炭素がふくまれる。

わたしたちは意識しなくても、息を吸ったり、はいたりしています。これは生命を保つために、脳からの命令で自然に行われるものです。そしてこの「吸う息」と「はく息」にはちがいがあります。吸う息には全身の細胞（→6巻）に栄養素を燃やすために必要な酸素が、はく息には全身からいらなくなった二酸化炭素がふくまれています。この酸素を吸って二酸化炭素を出すことを、「呼吸」といいます。呼吸は深呼吸のように、意識して行うこともできます。

体育の授業の深呼吸！「さあ、しよう」って意識してやるよ

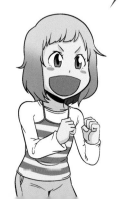

あと、プールで泳いでるときの息つぎも！

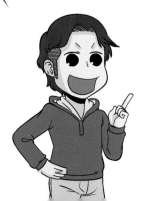

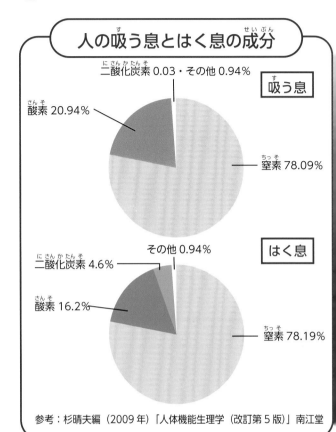

人の吸う息とはく息の成分

吸う息
- 二酸化炭素 0.03・その他 0.94%
- 酸素 20.94%
- 窒素 78.09%

はく息
- その他 0.94%
- 二酸化炭素 4.6%
- 酸素 16.2%
- 窒素 78.19%

参考：杉晴夫編（2009年）「人体機能生理学（改訂第5版）」南江堂

右肺

上葉、中葉、下葉の3つに分かれている。

左肺

多くの人は心臓が左側にあるため、右肺より少し小さく、上葉、下葉に分かれている。

横隔膜

胸と腹部を仕切る、天井がドーム型の筋肉でできた膜。呼吸をするために使われる（→p12）。

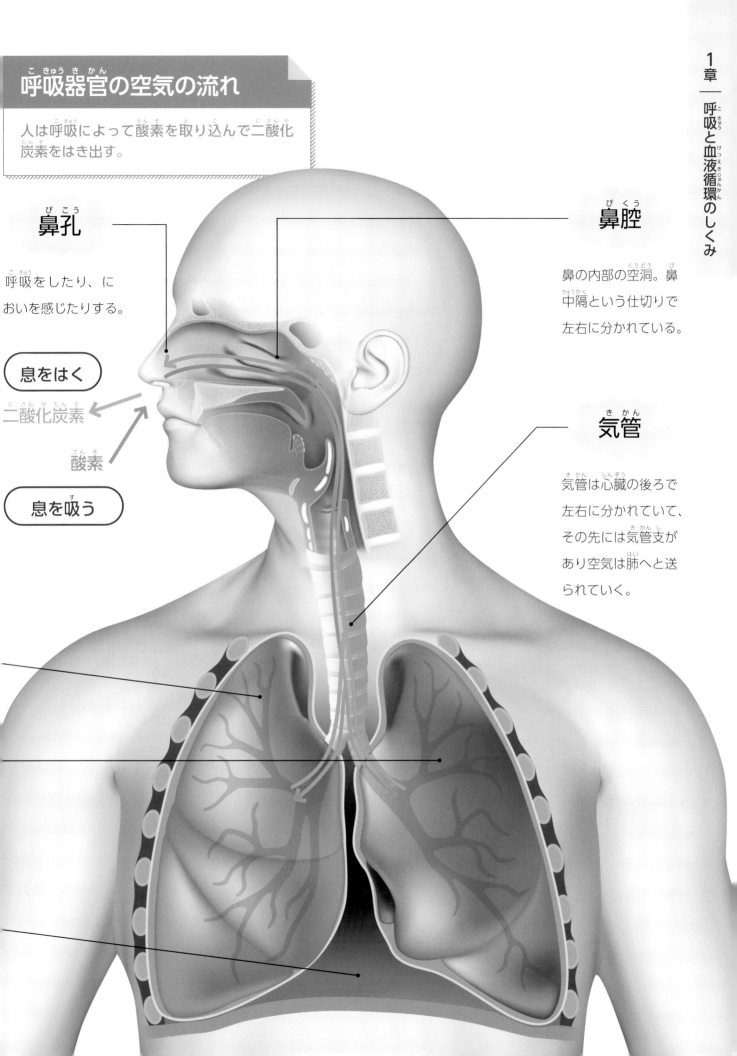

呼吸器官の空気の流れ

人は呼吸によって酸素を取り込んで二酸化炭素をはき出す。

鼻孔

呼吸をしたり、においを感じたりする。

息をはく

二酸化炭素

酸素

息を吸う

鼻腔

鼻の内部の空洞。鼻中隔という仕切りで左右に分かれている。

気管

気管は心臓の後ろで左右に分かれていて、その先には気管支があり空気は肺へと送られていく。

Q 呼吸をするとき、胸のあたりが動くよ。肺が大きくふくらんでいるの？

A 肺だけでは動かないよ。まわりの筋肉や骨が肺を動かしているんだ。

呼吸とは、新鮮な空気を取り入れて、いらなくなった空気を外に出すという、空気の入れかえ作業です。空気を吸うときには胸がふくらむのを感じますが、じつはこのとき、肺がふくらんでいるわけではありません。肺には筋肉がないので、自分で空気を取り入れることができず、肺のまわりの筋肉や骨によって動かされているのです。

そして呼吸には、胸の筋肉を動かす「胸式呼吸」と、腹部の筋肉を動かす「腹式呼吸」の2種類があります。このほか、走ったときなど空気を多く吸い込むときは、これら以外の筋肉も使われます。

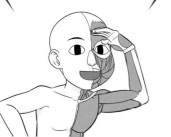

シャックリは呼吸にも関わっている、横隔膜のけいれんなんだよ

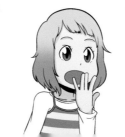

シャックリって筋肉のけいれんなんだ！

呼吸の種類

胸式呼吸と腹式呼吸の器官の動きを見てみよう。それぞれ動く筋肉の場所がちがう。

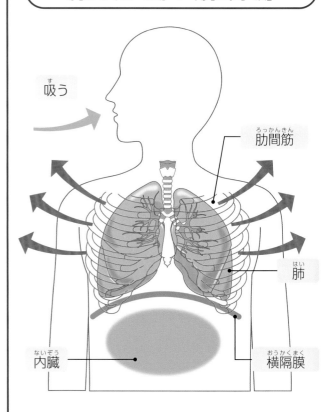

胸が大きく動く「胸式呼吸」

吸う

肋間筋

肺

内臓

横隔膜

胸の肋骨のあいだにある外肋間筋が働く。吸うときは筋肉が縮んで胸を広げ、空気が肺にたっぷり入る。はくときは筋肉がのびて胸がせまくなり、空気を外に出す。

肋間筋
（ろっかんきん）

肋骨をつなぐ、外肋間筋と内肋間筋、2種類の筋肉。外肋間筋は空気を吸うときに、内肋間筋は空気をはくときに動く。

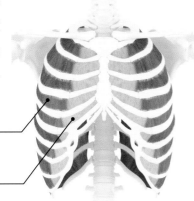

外肋間筋（がいろっかんきん）

内肋間筋（ないろっかんきん）

横隔膜
（おうかくまく）

膜という名前だが厚みがあり、のび縮みにすぐれた、力強い筋肉。

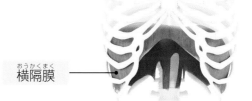

横隔膜（おうかくまく）

腹部が大きく動く「腹式呼吸」
（ふくぶ）（ふくしきこきゅう）

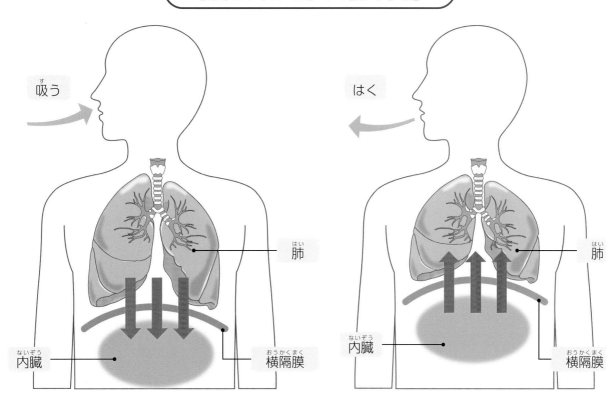

吸う（す）

はく

肺（はい）

肺（はい）

内臓（ないぞう）

横隔膜（おうかくまく）

内臓（ないぞう）

横隔膜（おうかくまく）

肺の下にある横隔膜というドーム型の筋肉が、空気を吸ったときに縮み、内臓側に広がることで肺に空気がたっぷり入る。はくときには横隔膜がのびて肺をおし上げるため、肺から空気が出ていく。

Q 空気の入口の鼻は どんなしくみをしていて どんな働き（はたら）があるの？

A

鼻の内側（うちがわ）は３段構造（だんこうぞう）で、ゴミやウイルスを取りのぞく働き（はたら）があるんだ。

口と鼻はのどの奥（おく）でつながっています。その先は、空気を吸（す）い込む気管（きかん）と、食べ物を飲（の）み込（こ）む食道に分かれます。

鼻の内側（うちがわ）は、粘膜（ねんまく）でおおわれた３段構造（だんこうぞう）になっています。ここで小さなゴミやウイルスをキャッチして取りのぞき、鼻水としてからだの外に出します。ほかにも、空気が熱（あつ）かったり冷（つめ）たかったりしたとき、温度を一定に調整して肺に送る働き（はたら）をしています。

呼吸（こきゅう）以外（いがい）の大切な働き（はたら）は、においをかぐことです（→５巻（かん））。くさったものを食べないようにするなど、からだを守っているのです。

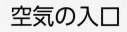

空気の入口

人がしゃべれるのは口からも息をはき出せるからなんだよね

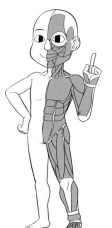

口呼吸（くちこきゅう）で口があいたままになっていると、口の中がかわいて細菌（さいきん）が増え、虫歯の原因（げんいん）にもなるよ

気管（きかん）

気管（きかん）は約（やく）20個（こ）のＵ字形（ユーじがた）をした、軟骨（なんこつ）でできている。

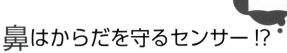
空気の通り道のしくみ

空気の入口の鼻と口は、のどの奥でつながっている。

COLUMN

鼻はからだを守るセンサー!?

目の奥、鼻の上のほうに、においをキャッチする嗅細胞（→6巻）が約1000万個あります。ここからの情報が脳に送られ、においを感じます。さまざまなにおいを感じることで、危険からからだを守っています。

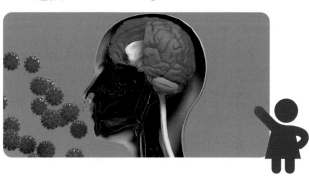

鼻腔

鼻の内部の空洞のことを鼻腔という。真ん中で左右に分かれ、さらに上下3段構造になっている。

軟口蓋

のどの奥のほうにあり、口から食べた食べ物が、鼻のほうに行かないようにふさぐふたの役割をしている（→3巻）。

喉頭蓋

気管の入口にあり、口から食べた食べ物が、肺に入ってしまわないようにふさぐふたの役割をしている（→3巻）。

食道

筋肉でできた1本の管で、ふだんは前後につぶれているが、食べ物が入るとふくらむ（→3巻）。

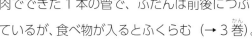

Q 肺の中はどんな
つくりになっているの？

A

左右に分かれた気管支の
先にはたくさんの肺胞が
ついているんだ。

呼吸によって取り込まれた空気は、気管から左右の気管支へ送られていきます。そして、木の枝の先のようにさらに細くなった細気管支へと、20回以上の枝分かれをくり返して空気は肺の奥まで送られていきます。細気管支の先には、肺胞という小さなふくろがついていて、空気は最後にその１つ１つへ入っていきます。

肺胞は、左右合わせて、7億〜8億個あるといわれています。風船のようにやわらかく、呼吸するたびに、のびたり縮んだりします。そのため肺胞はとてもきずつきやすく、一度こわれてしまうと二度と元にはもどれません。タバコなどの有害物質や、内部がはれたり赤くなる肺炎で肺胞がきずつくと、肺の働きが低下して呼吸がしづらくなってしまいます。

空気の終着点「肺胞」

気管支の先には丸い肺胞が連なっている。吸い込んだ空気は、気管支を通って肺のすみずみにある肺胞へとたどり着く。

肺のつくり

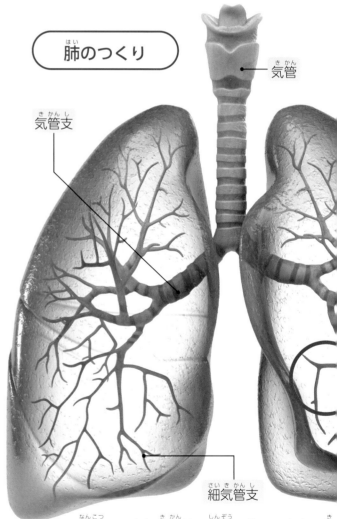

気管

気管支

細気管支

軟骨でできた気管は、心臓の後ろで左右の気管支に分かれる。気管支の長さは、右は約3cm、左は約5cmと左のほうが少し長い。

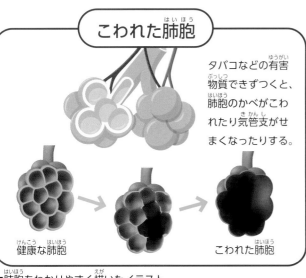

こわれた肺胞

タバコなどの有害物質できずつくと、肺胞のかべがこわれたり気管支がせまくなったりする。

健康な肺胞 → → こわれた肺胞

▼肺胞をわかりやすく描いたイラスト。

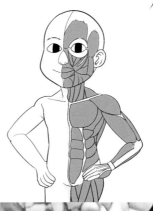

大きなふくろ1個よりも、小さなふくろが多くあるほうが空気がたくさん吸えるんだ

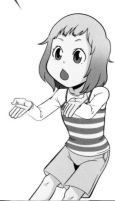

だから肺胞は小さくてたくさんあるんだね

1章 ── 呼吸と血液循環のしくみ

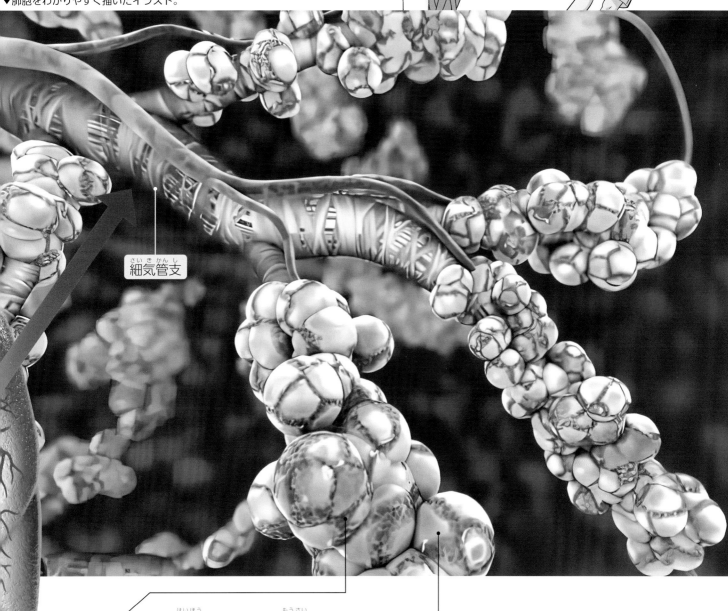

細気管支

毛細血管

肺胞の表面には、毛細血管が網の目のように張りめぐらされている。

肺胞

肺胞1つの大きさは、直径0.2〜0.3mmと、とても小さい。

Q 肺に取り入れた酸素はどうやってからだの中に運ばれていくの？

A

肺と心臓のあいだで酸素と二酸化炭素をふくむ血液が行き来しているんだ。

人が生きていくには、食べ物でとった栄養素を燃やし、エネルギーにかえなければなりません。栄養素を燃やすには酸素が必要で、燃やしたあとには二酸化炭素が発生します。栄養素を燃やし、燃えかすである二酸化炭素をからだの外に出すために行われる呼吸を「外呼吸」といいます。

呼吸によってからだに入る酸素と、出ていく二酸化炭素は、血液によって全身をめぐります。全身から二酸化炭素をふくんだ血液はいったん心臓にもどり、肺動脈から肺に送られます。そして肺で酸素を補給した血液が、今度は肺静脈から心臓に入り、大動脈から全身に送られていきます。

また、外呼吸に対して、細胞と毛細血管のあいだで行われる酸素と二酸化炭素の入れかえを「内呼吸（細胞呼吸）」といいます。

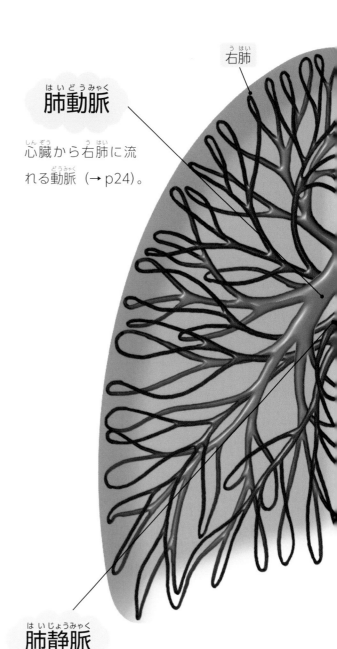

肺動脈
心臓から右肺に流れる動脈（→ p24）。

右肺

肺静脈
肺から心臓に流れる右肺静脈。

血管でつながる肺と心臓

上・下大静脈からもどった血液は、肺動脈から肺に入り、酸素を補給し、肺静脈から心臓に入り大動脈によって全身に運ばれる。

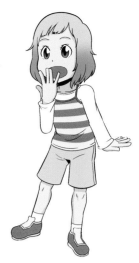

肺の血管と心臓の血管はつながっているんだね

上大静脈

上半身からもどってきた血液を集めて心臓に送る血管。

大動脈

肺以外の全身に血液を送る大元の血管。

左肺

肺動脈

心臓から左肺に流れる動脈。

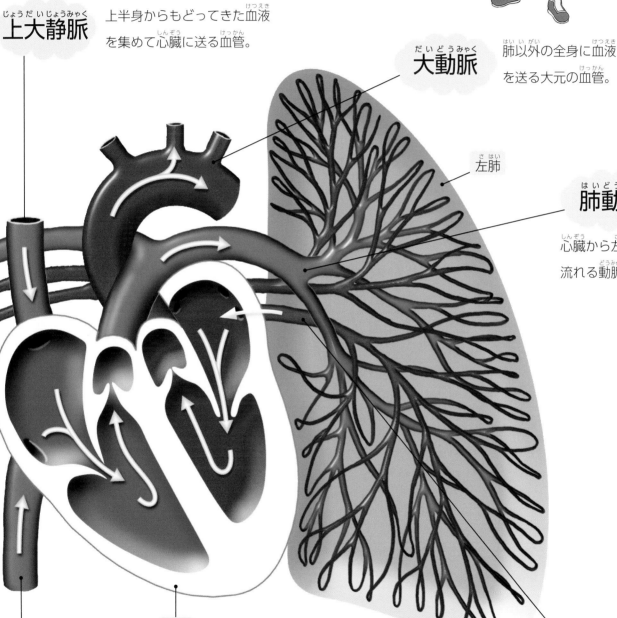

心臓

肺静脈

肺から心臓に流れる左肺静脈。

下大静脈

下半身からもどってきた血液を集めて心臓に送る血管。

19

Q 肺にある肺胞の中では どんなことが 行われているの？

A

肺のかべの内側と 外側で、酸素と二酸化炭素 が入れかわるよ。

からだ中をめぐり血液に取り込んだ二酸化炭素と、空気中の新鮮な酸素を入れかえることを「ガス交換」といいます。からだの中でつくられた二酸化炭素は血液から肺胞へ、新鮮な酸素は肺胞から血液へと、肺胞のまわりの毛細血管を通して移動します。この移動ができるのは、肺胞のかべがとてもうすい膜だからです。そして二酸化炭素と酸素の交換は、「拡散（物質が高い濃度から低い濃度へと移動すること）」の性質を利用しています。二酸化炭素は濃度の高い毛細血管から濃度の低い肺胞へ、酸素は濃度の高い肺胞から濃度の低い毛細血管へと移動して、新鮮な酸素が全身をめぐります。この動きはとてもはやいので、からだに二酸化炭素がたまったり、酸素が不足することはありません。

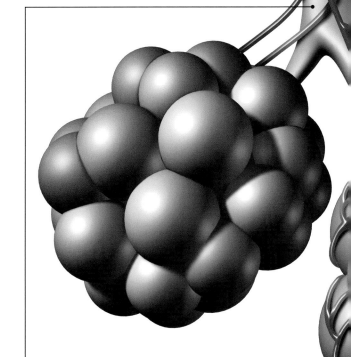

肺静脈の枝

酸素を補給した血液を運ぶ血管。

肺胞管

細気管支から肺胞につながる管。

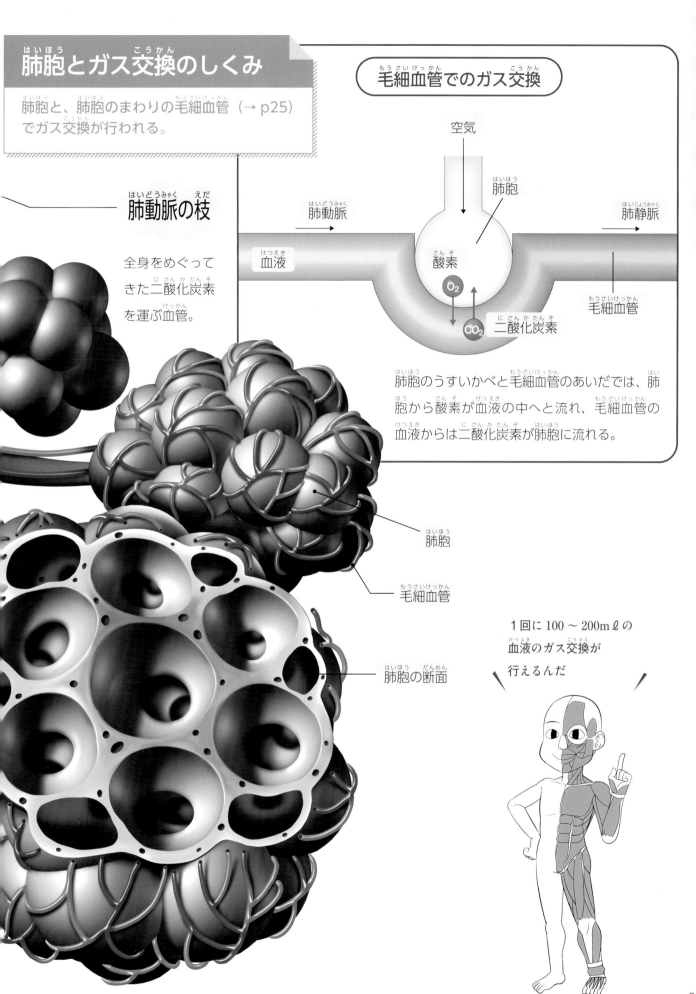

肺胞とガス交換のしくみ

肺胞と、肺胞のまわりの毛細血管（→ p25）でガス交換が行われる。

毛細血管でのガス交換

空気

肺動脈

血液

肺胞

酸素

O_2

CO_2 二酸化炭素

肺静脈

毛細血管

肺胞のうすいかべと毛細血管のあいだでは、肺胞から酸素が血液の中へと流れ、毛細血管の血液からは二酸化炭素が肺胞に流れる。

肺動脈の枝

全身をめぐってきた二酸化炭素を運ぶ血管。

肺胞

毛細血管

肺胞の断面

1回に 100 〜 200mℓ の血液のガス交換が行えるんだ

21

Q 血液を送り出す心臓って、どんなつくりになっているの？

A

筋肉でできていて、1日に約10万回も血液を送り出す力をもっているんだ。

わたしたちの心臓は筋肉でできていて、休むことなくドクン、ドクンと動いています。これは、心臓がポンプの役割をして、全身に血液を送っている音です。この働きをするため、心臓は縮んだり、広がったりをくり返していて、この運動を「拍動」といいます。心臓は、「心室中隔」という筋肉で左右に区切られ、左上が左心房で下が左心室、右上が右心房で下が右心室と、4つに分かれています。それぞれ役割がちがい、全身からもどる血液（→p18）は右心房に入り、右心室から肺に送られます。肺で酸素が補給された血液は、左心房を通っていちばん筋肉の発達している左心室から全身に運ばれます。全身に血液を送る左心室と、肺に血液を送る右心室は同時に動いて、同じ量の血液を送っているため、弁が血液を反対方向に流れないようにしています。

上大静脈

右心房
全身で使われた血液がもどってくるところ。

肺動脈弁
右心室から肺に血液を送り出すときにひらく。

三せん弁
右心室から肺に血液を送り出すときに、右心房に流れないようにしている。

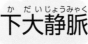

下大静脈

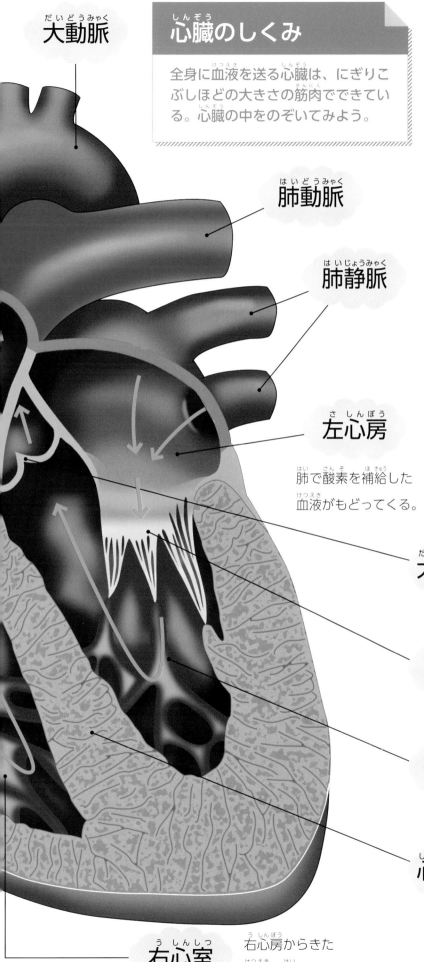

心臓のしくみ

全身に血液を送る心臓は、にぎりこぶしほどの大きさの筋肉でできている。心臓の中をのぞいてみよう。

大動脈（だいどうみゃく）

肺動脈（はいどうみゃく）

肺静脈（はいじょうみゃく）

左心房（さしんぼう）
肺で酸素を補給した血液がもどってくる。

大動脈弁（だいどうみゃくべん）
大動脈から左心室に血液がもどらないようにしている。

僧帽弁（そうぼうべん）
左心房から左心室へ血液の流れを一方通行にしている。

左心室（さしんしつ）
左心房から送られた血液を大動脈から全身に送る。

心室中隔（しんしつちゅうかく）
かべで区切り、酸素の少ない血液と酸素の多い血液が混ざらないようにしている。

右心室（うしんしつ）
右心房からきた血液を肺に送る。

COLUMN

心臓の拍動をもどす AED（エーイーディー）

Ａ（エー）ED は、けいれんし拍動が乱れてしまった心臓を、元の働きにもどすための機械です。手当てがはやいほど命が助かりやすく、学校など公の機関に置かれています。

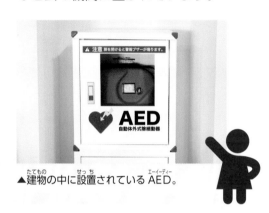

▲建物（たてもの）の中に設置（せっち）されているＡ（エー）ED。

心臓から送られた血液は どんなルートで全身に行くの？

A

血液は3種類の血管を通って、からだのすみずみまで運ばれていくんだ。

わたしたちのからだの中を流れる血液は、血管によって運ばれています。血管は、その働きによって、「動脈」、「静脈」、「毛細血管」の3つに分かれています。

動脈は、心臓が拍動して送り出す血液を運ぶ血管です。心臓は1分間に60〜70回拍動しているので、毎分6〜7ℓもの血液が動脈を流れています。反対に静脈は、各組織から心臓にもどる血液を運ぶ血管で、血液の逆流を防ぐため、動脈にはない弁がついています。静脈は、血管まわりの筋肉ののび縮みする力によって、心臓に向かって血液を送っています。からだのいろいろなところで、動脈と静脈は枝分かれして、その先で網目状につながっています。この網目状になっている部分の、とても細い血管が毛細血管です。

全身の血管のしくみ

全身をくまなくめぐる血管をつなげると、6000km以上といわれるほど長い。

全身の血管

心臓を起点として、血液は全身に送られる。血液は動脈、静脈、毛細血管から運ばれる。からだのすみずみまで酸素や栄養を送り、いらなくなったものや二酸化炭素を引き取って心臓にもどる。

心臓から血液を送り出すのが動脈で、全身から血液がもどってくるのが動脈なんだね

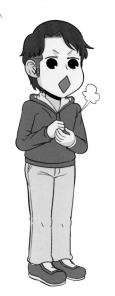

動脈は上から下へと行くけれど、静脈はその反対で重力に逆らって心臓へともどるんだ。

だから長い時間立ったままでいると、静脈に血がたまってむくむんだよ

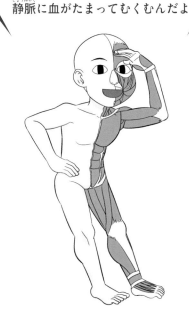

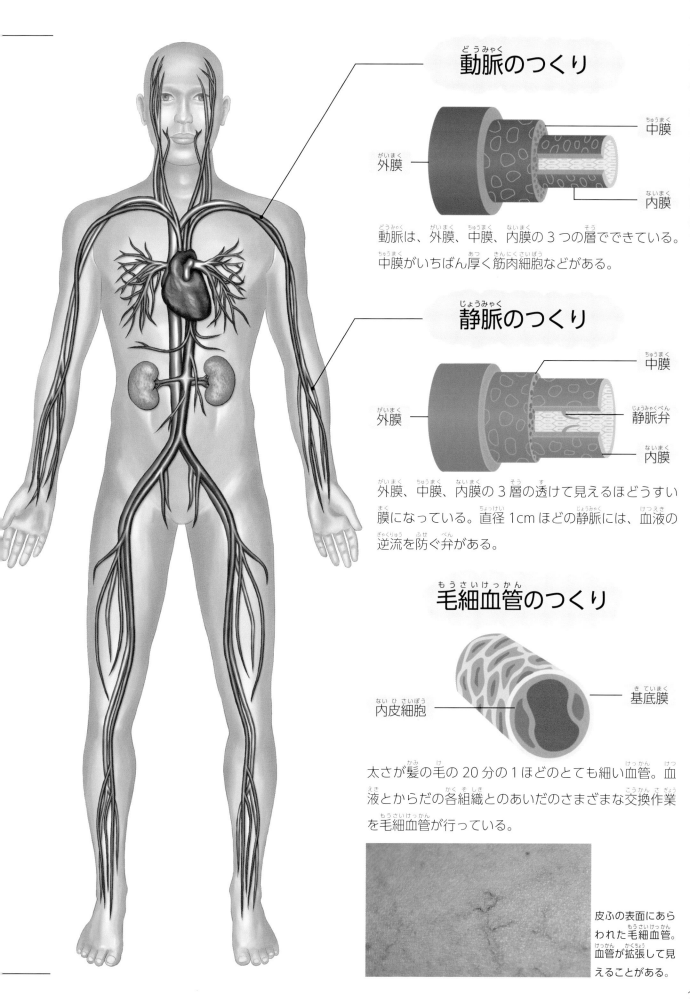

動脈のつくり

外膜

中膜

内膜

動脈は、外膜、中膜、内膜の3つの層でできている。中膜がいちばん厚く筋肉細胞などがある。

静脈のつくり

中膜

外膜

静脈弁

内膜

外膜、中膜、内膜の3層の透けて見えるほどうすい膜になっている。直径1cmほどの静脈には、血液の逆流を防ぐ弁がある。

毛細血管のつくり

内皮細胞

基底膜

太さが髪の毛の20分の1ほどのとても細い血管。血液とからだの各組織とのあいだのさまざまな交換作業を毛細血管が行っている。

皮ふの表面にあらわれた毛細血管。血管が拡張して見えることがある。

よく「血圧をはかる」といういうけど、血圧って何？

A

血液が流れるときに血管のかべをおす力のことを血圧っていうんだ。

心臓から血液が全身に送り出されるとき、血液が通る動脈の血管をおし広げます。この動脈の内側にかかる力（圧力）を血圧といいます。血圧は心臓に近いほど高く、指先やあしの先にいくほど低くなっていきます。ですから血圧は、肩から肘のあいだの上腕ではかります。血圧には、収縮期血圧（最高血圧）といって血圧が最も高いときと、拡張期血圧（最低血圧）といって血圧が最も低いときがあります。

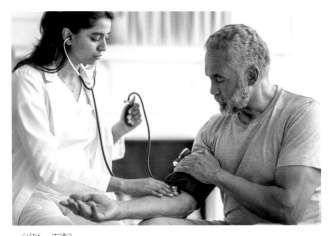

▲上腕で血圧をはかる。

血圧が高くなる

心臓から血液をおし出す強い力で血圧が高くなり、血管がおし広げられる。

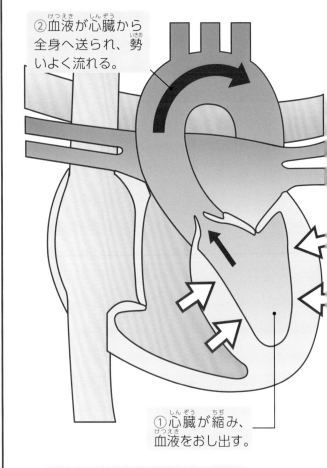

②血液が心臓から全身へ送られ、勢いよく流れる。

①心臓が縮み、血液をおし出す。

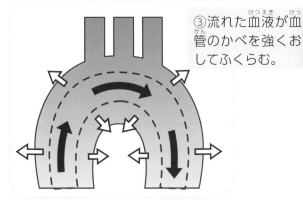

③流れた血液が血管のかべを強くおしてふくらむ。

血圧のしくみ

血管は血液が流れることで、ビニルホースのように広がったり縮んだりする。

血圧が低くなる

心臓からの力がなくなって血圧が低くなり、血管の太さが元にもどる。

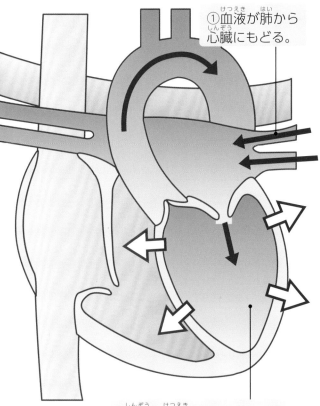

①血液が肺から心臓にもどる。

②心臓は血液をおし出すのをやめ、血液量が増えて広がる。

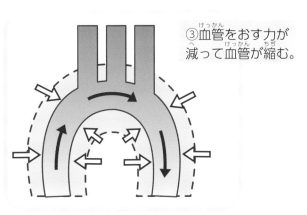

③血管をおす力が減って血管が縮む。

空気入れに似た血圧

血圧は、自転車の空気入れのしくみに似ています。ポンプを強くおしたとき、力が加わって勢いよく空気がタイヤに入り、手をはなすと力が弱まり空気がぬけます。この強くなったり、弱くなったりをくり返しているのです。

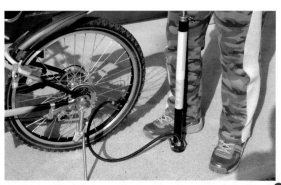

▲空気入れのポンプをおして、自転車のタイヤに空気を入れているところ。

血圧は一定ではなく、昼間は高く、夜ねているときは低くなるよ

運動したときや温度差などでも血圧は高くなるんだって！

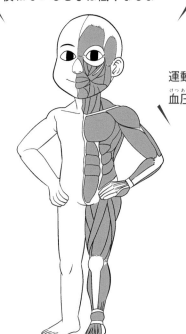

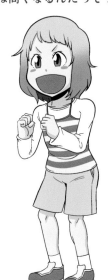

Q 血管の中を通る血液って、どんな成分でてきているの？

A

細胞成分の血球と液体成分の血しょうでできているんだよ。

全身に酸素や栄養素など、さまざまなものを運んだり、細菌やウイルスなどからからだを守る働きをしているのが血液です。血液（→6巻）は、細胞成分と液体成分から成り立っていて、細胞成分には、酸素を運ぶ赤血球、からだを守る免疫（→3,6巻）の白血球、血が出たときに止める働きをする血小板などがあります。液体成分のほとんどが水分です。

医学が進歩した今でも、血液は人の手でつくることができません。ですから、病気やケガで血液が足りなくなったときに、血液を補う輸血のための献血は、とても大切です。

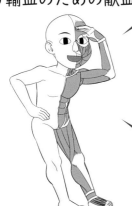

免疫は、細菌やウイルス、病原体などがからだに入ったときに、それを見つけ出して取りのぞく防衛システムだよ

血液の流れと成分

液体成分に乗って細胞成分の赤血球や白血球、血小板が血管の中を流れる。

血液の成分

細胞の「血球」

細胞の成分で、赤血球、白血球、血小板などがある。

赤血球
血液の細胞（→6巻）の大部分をしめ、酸素を運ぶ。ヘモグロビンという色素が赤いため、血液は赤く見える。

白血球
からだに入ってきた菌やウイルスを退治する免疫の役目や、細胞ががん（→6巻）になるのを防ぐ働きをする。

血小板
血管がきずついたときに、その部分にはりついて血液が流れ出るのを防ぐ。

液体の「血しょう」

血しょうの約90％は水分。水分のほかは、ブドウ糖やアミノ酸（→3巻）などの栄養素やいらなくなったものなど、さまざまな成分が溶け込み、酸素以外のものを運んでいる。また、血液の量は体重の13分の1といわれている。

ヘモグロビンは、鉄のヘムとタンパク質のグロビンがついたもの。酸素の多いところでは酸素を取り込み、酸素が少ないところでは酸素を放す性質がある。この性質により赤血球は全身に酸素を運び込むことができる。からだの鉄が不足するとヘモグロビンをつくることができなくなる。

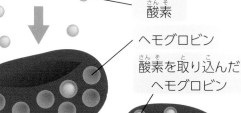

酸素を運ぶヘモグロビン

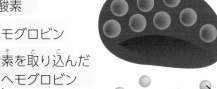

酸素

ヘモグロビン

酸素を取り込んだヘモグロビン

酸素

❶赤血球の中のヘモグロビンは酸素の多い肺胞の毛細血管（→ p19）で、酸素を取り込む。

❷酸素が少ないところで酸素を放す。酸素を受け取った細胞はエネルギーをつくる（→ p18）。

▼血管の中をあらわしたイラスト。

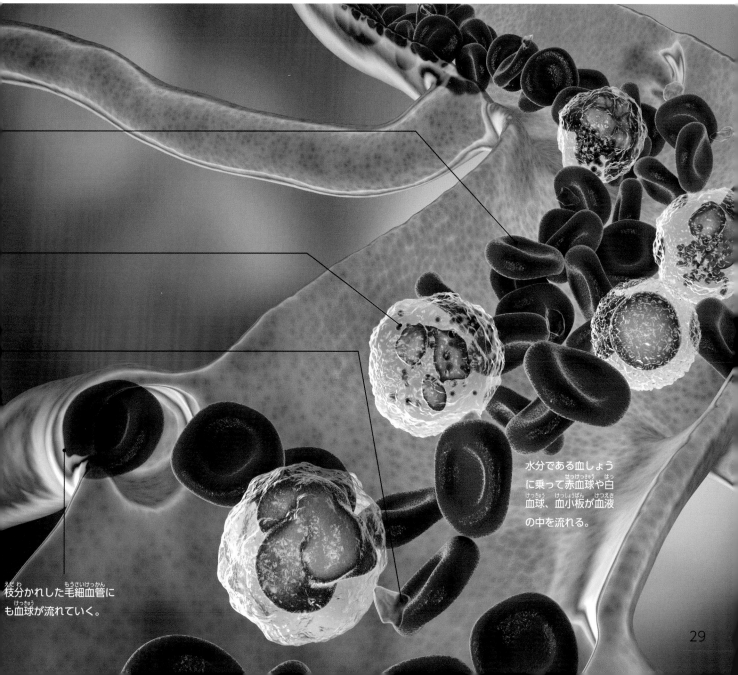

枝分かれした毛細血管にも血球が流れていく。

水分である血しょうに乗って赤血球や白血球、血小板が血液の中を流れる。

血液の中の白血球や赤血球はどこでつくられているの？

A

骨の中でつくられているよ。

わたしたちのからだは、骨によって支えられています（→1巻）。骨には、からだのカルシウム量のほとんどがたくわえられていますが、このほかにも大切な働きがあります。それは「血液の細胞をつくる」ことです。骨の真ん中の骨髄には、血液の細胞成分の血球をつくる「造血幹細胞」という、血液のタネのような細胞があります。骨髄の中で育った造血幹細胞が、赤血球、白血球、血小板（→6巻）などに変化します。それが骨の中を通る血管を通して、血液中に流れていきます。

赤血球は約120日、白血球は種類によって数日〜数年の寿命なんだ。血小板は1週間くらいだよ

血液の細胞をつくるしくみ

造血幹細胞は、赤ちゃんのときは全身の骨で血液がつくられ、おとなになるにつれ血液をつくる骨が減る。

血液がつくられる部分

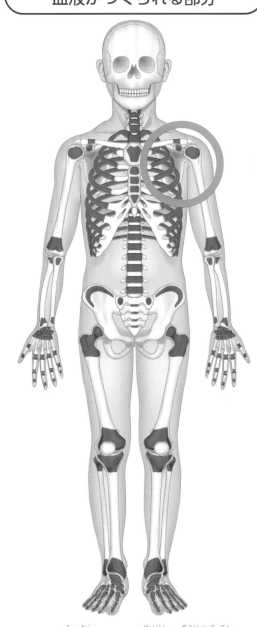

人の骨格。赤色が成人の造血部分。

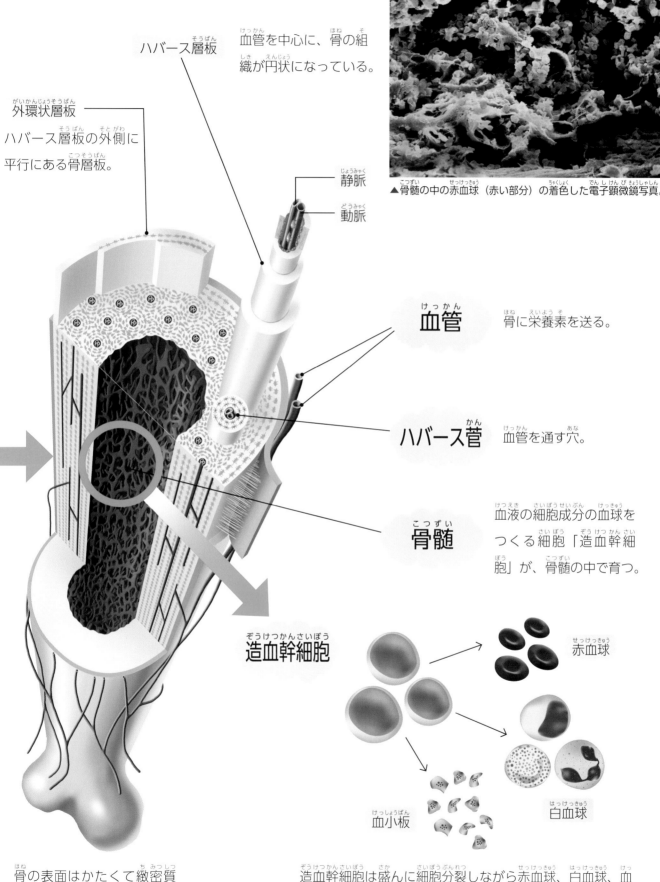

ハバース層板

血管を中心に、骨の組織が円状になっている。

外環状層板
ハバース層板の外側に平行にある骨層板。

▲骨髄の中の赤血球（赤い部分）の着色した電子顕微鏡写真。

静脈

動脈

血管　骨に栄養素を送る。

ハバース菅　血管を通す穴。

骨髄　血液の細胞成分の血球をつくる細胞「造血幹細胞」が、骨髄の中で育つ。

造血幹細胞

赤血球

血小板

白血球

骨の表面はかたくて緻密質とよばれ、内部はスポンジ状で海綿質とよばれる。

造血幹細胞は盛んに細胞分裂しながら赤血球、白血球、血小板などに変化していく。さらに、細胞分裂で同じ造血幹細胞もつくる。そのため、造血幹細胞がなくなることはない。

31

血液の中の細胞成分の 血球は古くなったらどうなるの？ なくなってしまうの？

A

古くなった血液の中の赤血球などの血球は、からだの外に捨てられるんだ。

からだの中を約120日間めぐりながら、酸素を送り続けた赤血球は、ひ臓で分解されます。そしてその中で、まだ使える鉄分と、いらなくなったものにふり分けられます。使える鉄分は骨髄にもどされ、いらないものは肝臓に送られます。肝臓に送られてくると、肝臓からのびた胆管から十二指腸に送られて小腸で消化され、大腸でうんこになり、からだの外に捨てられます（→3巻）。

おもしろいことに、肝臓は切っても再生するんだよ

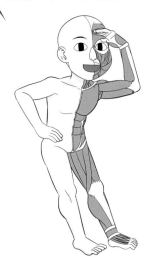

再生って元にもどるの？

すごいね

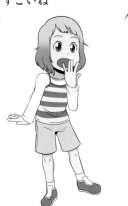

古くなった血液の処理

寿命をむかえた赤血球はひ臓で分解され、使えるものを骨髄にもどし、使えなくなったものを肝臓に送る。すると肝臓からは小腸に送られ、最後はうんことなって出される。

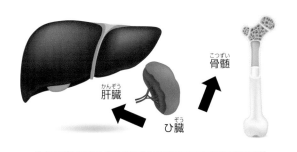

骨髄

肝臓

ひ臓

血液をつくる材料をためる

肝臓は赤血球をつくるための材料である、葉酸やビタミン B_{12} などをためる保管場所。骨髄が赤血球づくりでこれらの材料を必要としたときに、肝臓がためておいた材料を骨髄に送る。

血液をかためる物質をつくる

肝臓の細胞では、血液をかためる物質のフィブリノゲンをつくっている。フィブリノゲンはタンパク質のひとつで、約80%は血しょうにある。

▼フィブリノゲンが網状に変化したフィブリンが血小板をおおって血液をかためる。

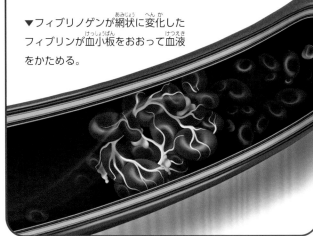

血液を処理するひ臓と肝臓

血液の中の細胞成分（→ 6 巻）である血球には、それぞれ寿命がある。古くなったものはひ臓と肝臓で分解される。

肝臓

肝臓はからだの中でいちばん大きな内臓で、血液の処理以外にも重要な役割がある。消化液の胆汁をつくる（→ 3 巻）、栄養素の分解・合成と貯蔵（→ 3 巻）、からだ入った薬や害のあるものを分解して無害にするなど。

ひ臓

胃の後ろにあり、血液を分解するだけでなく、からだに入ったウイルスや細菌とたたかうためのリンパ球（→ 6 巻）をつくる。

すい臓

食べ物を消化するすい液（→ 3 巻）をつくるほか、血液中の糖分の調整をする。

胃

食べたものをためる筋肉のふくろ（→ 3 巻）。

大腸

食べ物のかすから水分やミネラルを吸い取りうんこにする（→ 3 巻）。

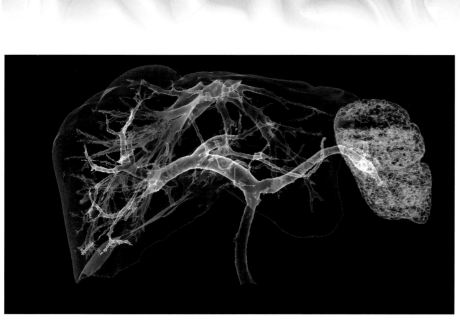

◀ひ臓と肝臓の着色した ３ＤＣＴスキャン画像。細長くのびている部分は血管。

Q 古くなって いらなくなった血液の 水分はどうなるの？

A

使えなくなったものは おしっこになって、まだ使 えるものは心臓にもどるよ。

からだの中をめぐってきた血液は、腎動脈 を通って腎臓に入ります。腎臓に入ると、毛 細血管（→ p25）が毛糸玉のように丸くか らんだ糸球体でろ過されます。糸球体でき れいになった血液は、腎静脈から心臓にも どされます。寿命をむかえた水分の成分で ある血しょう（→ p28）や、いらなくなっ たものは、尿管からぼう胱に送られ、おしっ こ（尿）となって外に出されます。

腎臓に届いた血液はろ過され、 いるものといらないものに 分けられるんだ

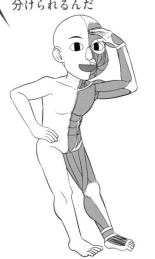

いらないものが おしっこになるんだね

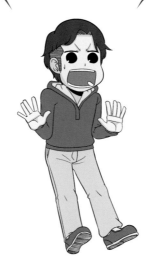

腎臓のしくみ

腎臓は古くなった血液をろ過して尿をつくる ほか、からだの中の水分量や血液、体液の濃 度を保ったりしている。

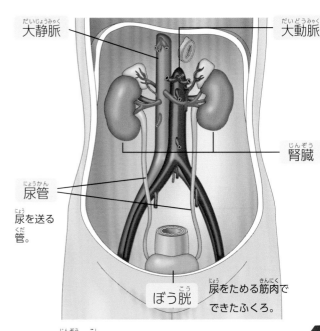

大静脈　　　　　　　　大動脈

腎臓

尿管
尿を送る
管。

ぼう胱　　尿をためる筋肉で
できたふくろ。

腎臓は腰のくびれの少し上のあたりに、インゲン 豆が向きあうように左右1つずつある。

腎動脈

腎臓に血液を送る。

腎静脈

腎臓から心臓に 血液をもどす。

尿管

COLUMN

英語で腎臓はインゲン豆？

英語でインゲン豆をキドニー・ビーンといいます。これは、インゲン豆のかたちが腎臓（キドニー）に似ていることからつけられました。

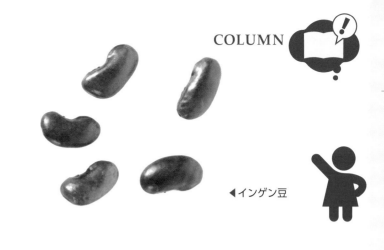

◀インゲン豆

腎皮質
糸球体が集まっている。

腎髄質
ネフロンが集まっている。

腎小体
糸球体と、ボーマンのうから成り、1個の腎臓に100万個以上ある。

ボーマンのう
糸球体を包む二重のふくろ。

糸球体
尿をろ過する毛細血管の集まり。

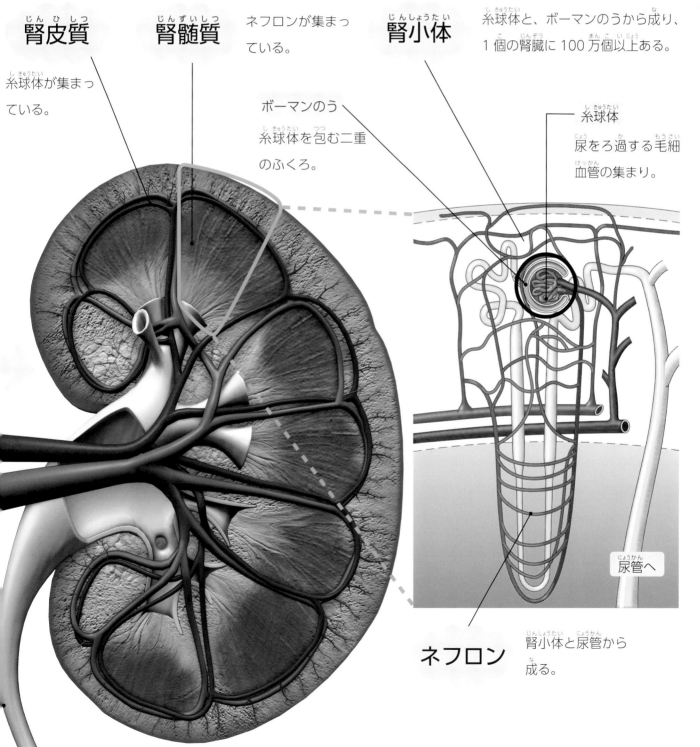

尿管へ

ネフロン
腎小体と尿管から成る。

2章

生き物の呼吸と血液循環

この世界にすむ生き物は、すべて呼吸をしている。人とちがうつくりや呼吸法の生き物もいるが、それぞれのからだに適している。

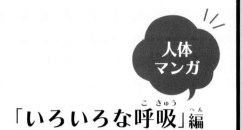

人体マンガ

「いろいろな呼吸」編

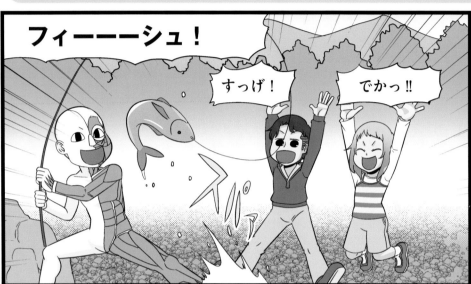

フィーーーシュ！

すっげ！

でかっ!!

パクパクしてる、おなかすいているのかな？

水に溶け込んで酸素を吸っているんだ

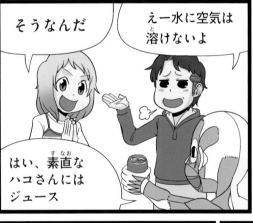

そうなんだ

えー水に空気は溶けないよ

はい、素直なハコさんにはジュース

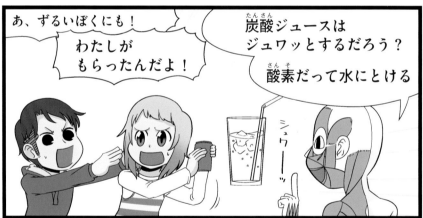

あ、ずるいぼくにも！

わたしがもらったんだよ！

炭酸ジュースはジュワッとするだろう？

酸素だって水にとける

シュワーッ

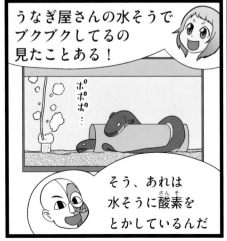

うなぎ屋さんの水そうでブクブクしてるの見たことある！

ポポポ…

そう、あれは水そうに酸素をとかしているんだ

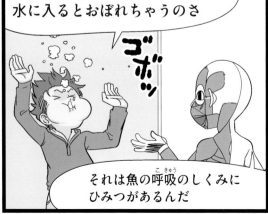

じゃあ、なんでぼくらは水に入るとおぼれちゃうのさ

ゴボッ

それは魚の呼吸のしくみにひみつがあるんだ

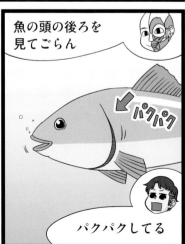

魚の頭の後ろを見てごらん

パクパク

パクパクしてる

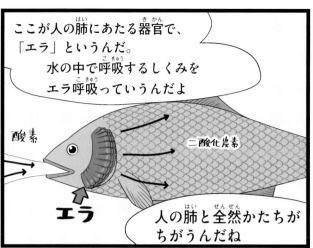
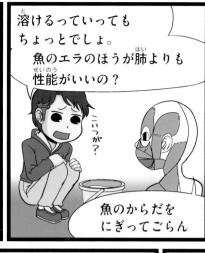
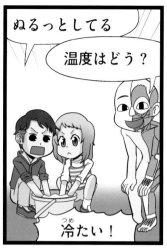
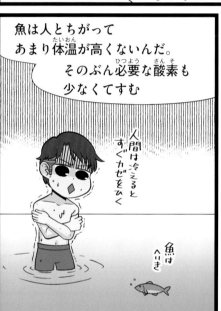
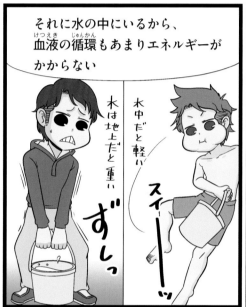
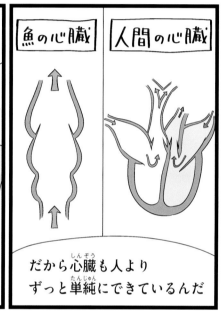
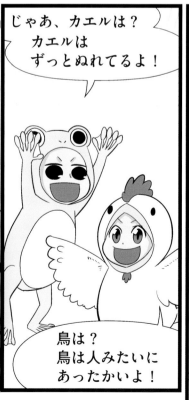
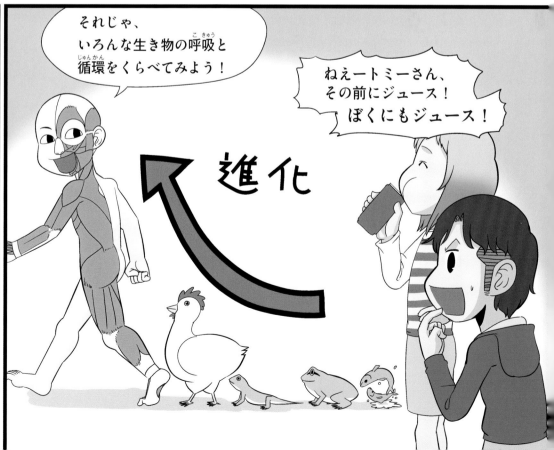

魚や昆虫などは
どうやって呼吸をしているの？

A 魚はエラで、
昆虫は気管というところで
呼吸しているんだ。

生き物は必ず呼吸をして生きています。ただその方法は、生き物によってちがいます。哺乳類は、肺を使って呼吸をしています。鳥類は高いところをとんでいるため、酸素のうすいところでも呼吸ができるように、同じ肺呼吸でも、肺を動かすしくみがちがい

ます。
魚類や両生類の子どもは、水中でくらしているため、エラという呼吸器官で呼吸しています。そして、昆虫類には肺がありません。気管という呼吸器官で呼吸しています。

生き物の呼吸

人は口から空気を吸って肺に取り込むが、ほかの生き物はそうとは限らない。魚類は水を吸い込み、昆虫類はからだの穴から空気を取り込んで呼吸をする。

エラ呼吸

魚はエラから水中の酸素を取り入れて呼吸する。口から吸い込んだ水は、毛細血管が張りめぐらされているエラを通る。そのときに水中に溶け込んでいる酸素が、毛細血管の血液によって体内に取り込まれて、二酸化炭素が出される。魚のほかにも、貝やイカやタコ、カニやエビなど水生生物の多くもエラ呼吸である。

魚類

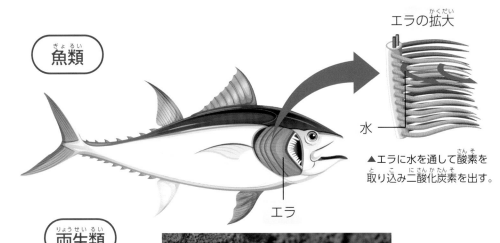

エラの拡大

水

▲エラに水を通して酸素を取り込み二酸化炭素を出す。

エラ

両生類

両生類は、幼生のときは水中でくらしエラで呼吸をする。成長すると陸上でも活動するため、エラはなくなり肺呼吸にかわる。

◀サンショウウオの幼生。頭の両わきにエラが見える。

鳥の「気のう」

鳥類

鳥は肺呼吸ですが、さらに肺の働きを助ける「気のう」というふくろ状の器官をもっています。気のうに吸った空気をためておけるので、空気のうすい上空でも呼吸が楽にできます。

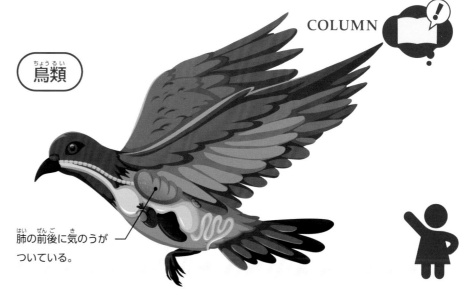

肺の前後に気のうがついている。

気管で呼吸

昆虫は口からではなく、胸や腹にある気門という穴から空気を体内に取り入れる。気門は、体内に張りめぐらされている気管という管状の呼吸器官とつながっていて、空気がそこに入る。気管を通して全身へ酸素が取り込まれ、二酸化炭素を出す。

昆虫類

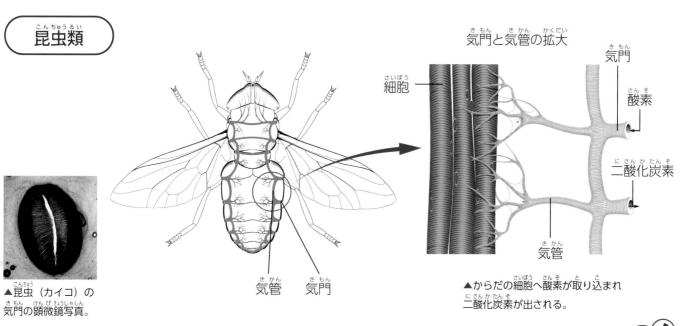

気門と気管の拡大

細胞

気門

酸素

二酸化炭素

気管

▲からだの細胞へ酸素が取り込まれ二酸化炭素が出される。

▲昆虫（カイコ）の気門の顕微鏡写真。

気管　気門

皮ふから呼吸する!?

肺呼吸、エラ呼吸、気管での呼吸、この3つの呼吸のほかに、皮ふ呼吸があります。皮ふ呼吸は、皮ふから通過した酸素を直接からだに取り込む呼吸です。呼吸器官をもたない生き物は、皮ふ呼吸だけで酸素を取り込んでいます。

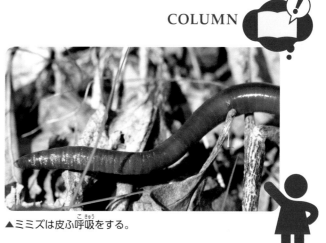

▲ミミズは皮ふ呼吸をする。

Q 植物も人と同じように呼吸するの？

A

酸素を取り入れるだけでなく二酸化炭素を取り入れて光合成しているよ。

人が呼吸をするように、植物もエネルギーをつくるため、一日中呼吸をしています。葉の裏にある気孔という穴から、酸素を取り入れて二酸化炭素を出します。しかし植物は、「光合成」といって、二酸化炭素を取り入れて養分をつくり、酸素を出すということも行っています。

光合成は、植物の葉が太陽の光に当たることで行われます。太陽の光が当たった葉に、根から吸い上げた水と、気孔から取り込んだ二酸化炭素が加わって、養分となるデンプンなどがつくられます。このときいっしょに酸素もつくられます。葉でつくられたデンプンは、水に溶けやすい物質にかわって植物のからだ全体に運ばれ、成長のために使われたり、植物のからだにたくわえられたりします。酸素は、気孔から空気中に出されます。

光合成のしくみ

太陽光のエネルギーを利用して、二酸化炭素と水から、デンプンなどと酸素をつくり出す。

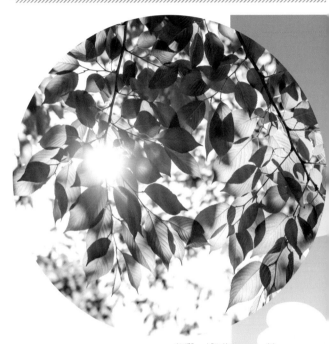

植物の葉が緑色に見えるのは、葉の細胞に葉緑体（→6巻）がふくまれるため。この葉緑体が光合成を行う。

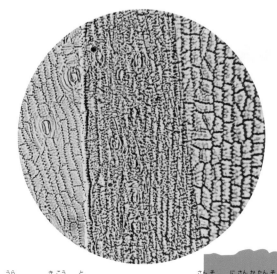

葉の裏にある気孔。閉じたりひらいたりして、酸素や二酸化炭素、水分などを出し入れする。天気の良い日は光合成により、よりひらく。

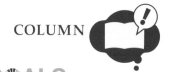

COLUMN

「SDGs」を調べてみよう

植物がたくさん二酸化炭素を取り入れてたくさん酸素を出してくれれば、問題となっている地球温暖化の助けになります。世界中の環境問題や差別、人権問題などを、2030年までに解決しようという世界的な目標であるSDGsの中には、世界中で減りつつある森林を回復するための目標がふくまれています。

SUSTAINABLE DEVELOPMENT G⊙ALS

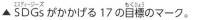

▲ SDGsがかかげる17の目標のマーク。

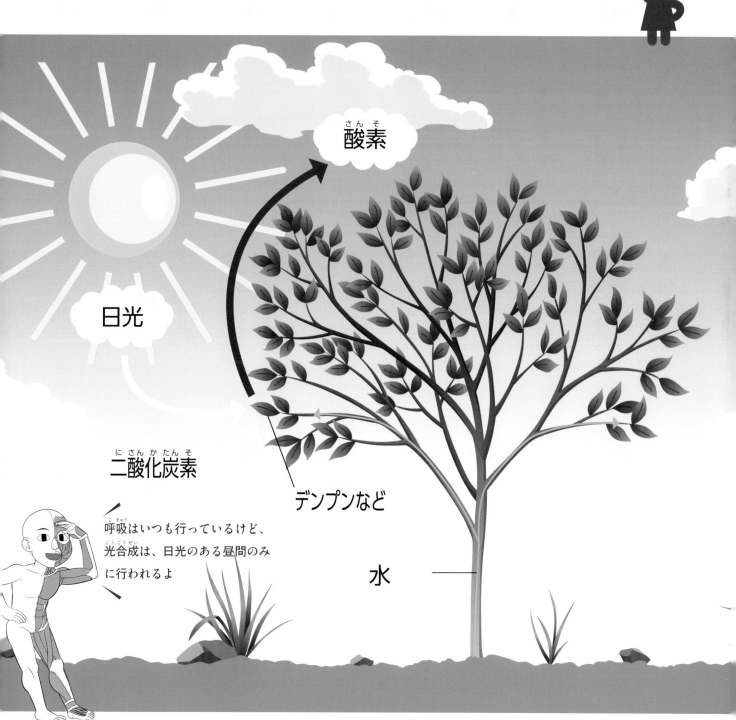

酸素

日光

二酸化炭素

呼吸はいつも行っているけど、光合成は、日光のある昼間のみに行われるよ

デンプンなど

水

Q 人もほかの動物も、心臓はみんな同じつくりやしくみなの？

A

魚類、両生類、は虫類の心臓は、哺乳類、鳥類とはちがうんだ。

人の心臓は、2つの心房と2つの心室からできていて、呼吸と循環がうまく行われます（→ p22）。ほかの哺乳類や鳥類も心臓のつくりは人と同じですが、魚類や両生類、は虫類はちがいます。

魚類は単純で、1つの心房と1つの心室からできています。これは水の中でエラ呼吸（→ p38）を使っているからです。

両生類とは虫類は、2つの心房と1つの心室をもつことは同じですが、ちがいもあります。両生類は心室が1つなのでガス交換の効率が悪いため、皮ふ呼吸も行います。皮ふ呼吸に適したうすい皮ふは乾燥しやすいので、水辺でくらします。は虫類には、人の心臓にある心室中隔のようなかべが少しできています。そのため、ガス交換の効率が上がり皮ふ呼吸はいらなくなり、陸に適するようになりました。

動物の心臓のつくり

動物の心臓は、みな同じではなく、生きる場所によってつくりがちがう。

4つに分かれている哺乳類、鳥類の心臓

哺乳類、鳥類の心臓は、心室中隔をあいだにはさみ、左心房、左心室、右心房、右心室と4つに分かれて、静脈と動脈の血液が混ざることはない。また、血液の逆流を防ぐ弁がついている。

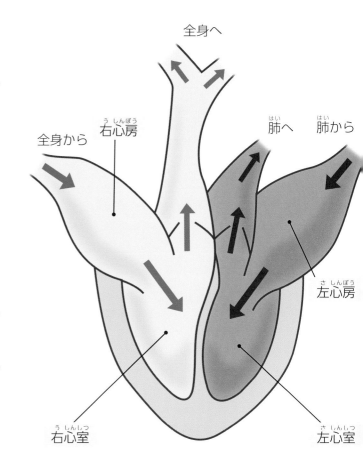

全身へ

全身から

右心房

肺へ　肺から

左心房

右心室

左心室

2つに分かれている魚類の心臓

魚類の心臓は、1つの心房と1つの心室から成る。魚類はエラで呼吸し、血液がエラで呼吸したあとに全身に送られているため、1つずつでもじゅうぶん、酸素と二酸化炭素の交換ができる。

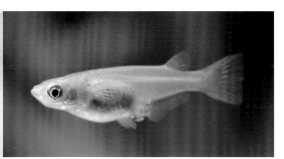

▲メダカ（魚類）

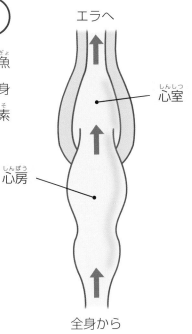

エラへ
心室
心房
全身から

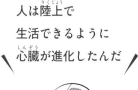
人は陸上で生活できるように心臓が進化したんだ

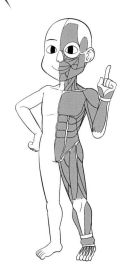

3つに分かれている両生類・は虫類の心臓

両生類の心臓は、2つの心房と1つの心室からなる。心房は2つあるが、心室が1つのため、酸素と二酸化炭素の交換が不十分になる。このため静脈の血液と動脈の血液が混ざってしまい、皮ふ呼吸も行う。

は虫類の心臓は、両生類と同じく2つの心房、1つの心室からなる。両生類と少しちがい、心室を分けるかべができはじめているため、静脈と動脈の血液が混ざりにくくなっている。

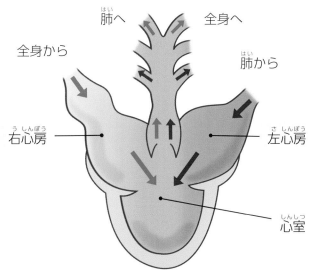

肺へ　　全身へ
全身から
肺から
右心房　　左心房
心室

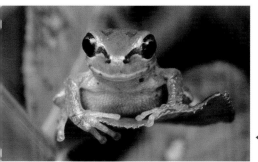
◀アマガエル（両生類）

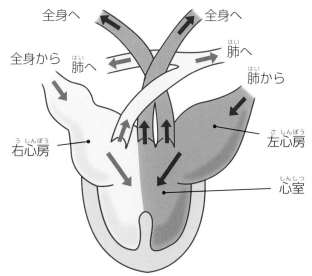

全身へ　　全身へ
全身から　肺へ　　肺へ
肺から
右心房　　左心房
心室

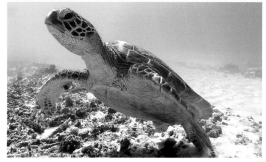
◀ウミガメ（は虫類）

動物はみんな心臓がドキドキする数は同じなの？

A

小さい動物ほどドキドキがはやい傾向にあるよ。

わたしたちの心臓は、起きているときでも、ねているときでも、いつも休まずドキドキ、ドクンドクンと拍動しています。1分間に60～70回の拍動をくり返しながら、血液を全身に送っているのです。人だけでなく、ほかの動物もみな同じように休みなく拍動をくり返しています。しかし、この拍動の回数は、動物によってちがいます。

からだの小さなネズミは拍動が多く、からだの大きなゾウは少ないです。これは血液が全身をめぐる時間がちがうからです。小さな動物は血液のめぐりがはやいため心臓が動く回数が多く、大きな動物は遅いため心臓が動く回数が少ないのです。

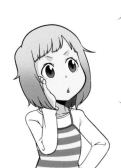

一定の時間内に心臓が拍動する回数を心拍数というよ

動物ごとの拍動リズム

ドクンドクンと心臓が血液を送るリズムは、動物の大きさによってちがう。

ネズミは1分間に400～600回

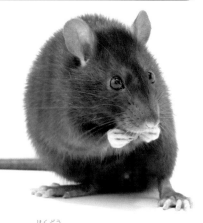

ハツカネズミ
体長：7～10cm
体重：10～35g
心拍数：1分間に
約400～600回

ネズミは約0.1秒ごとに拍動する。1分間には400～600回にも達する。からだが小さなネズミは、血液が心臓から出てもどってくる時間がはやいため、拍動の回数も増える。

動物のからだの大きさと心拍数

1分間の心拍数

小さい

うさぎ
約130～300回

ネコ
約130～160回

小型犬
約60～120回

ゾウは1分間に約40回

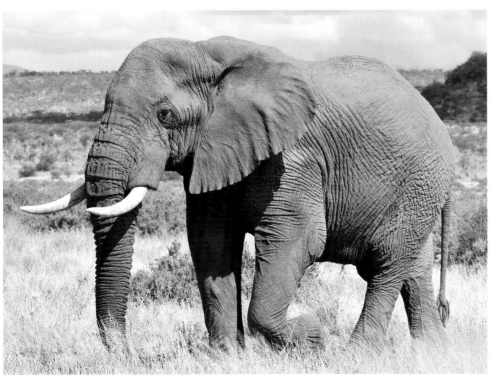

アフリカゾウ
体長：4〜5m
体重：4〜7トン
心拍数：1分間に約40回

ゾウは約1.5秒に1回拍動する。1分間ではおよそ40回。ネズミの拍動の15分の1ほどで、とてもゆっくり。からだが大きなゾウは、血液が心臓にもどってくるまでに時間がかかる。

哺乳類でいちばん拍動の数が多いのは、ヨーロッパヒメトガリネズミという体長5cmほどの小さな動物で、1分間に約1200回にもなるといわれている！

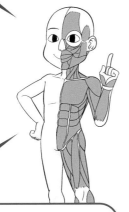

動物はからだが大きいと拍動の回数が少なくなる。

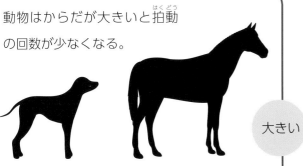

大きい

大型犬
約60〜80回

ウマ
約30〜40回

COLUMN

拍動は自分で数えられる!?

心拍数を数えるには病院で検査が必要ですが、自分で数えることもできます。それは手首の内側にある動脈に指を当てる方法で、「脈をはかる」といいます。ドクンドクンと感じますから、どんなときはやく、どんなとき遅いか調べてみましょう。人はふつうにしているときには、約1秒に1回拍動し、運動したときには拍動数は増えます。

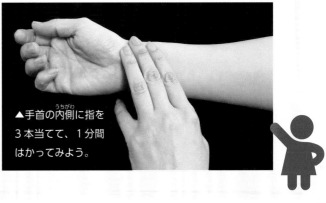

▲手首の内側に指を3本当てて、1分間はかってみよう。

さくいん

監修：坂井建雄

順天堂大学保健医療学部特任教授、日本医史学会理事長。1953年、大阪府生まれ。1978年、東京大学医学部卒業後、ドイツのハイデルベルク大学に留学。帰国後、東京大学医学部助教授、順天堂大学医学部教授を歴任。医学博士。専門は解剖学、細胞生物学、医史学。

◆装丁・本文デザイン
福間祐子
◆DTP
STUDIO恋球
ダイアートプランニング
◆イラスト
青木宣人
マカベアキオ
◆マンガ
よしたに

◆写真
アマナイメージズ
PIXTA
Shutterstock
Gelly Images
◆協力
武田亮輔
（板橋区立成増ヶ丘小学校教諭）
◆校正
あかえんぴつ
◆編集・制作
伊藤千恵美
室橋織江
栗栖美樹
春燈社
アマナ

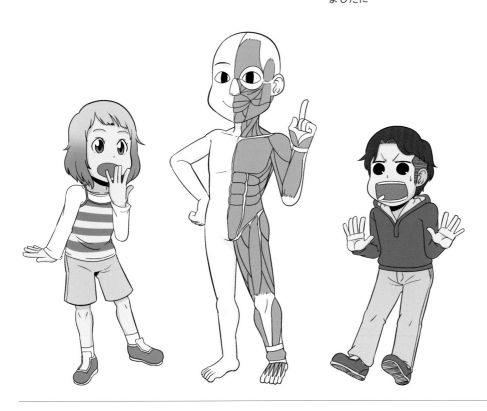

どうなってるの!?
人のからだのしくみ大図解
④ 呼吸と血液の循環

あそびをもっと、
まなびをもっと。

こどもっとラボ

発行　　2023年4月　第1刷
監修　　坂井建雄
発行者　千葉 均
編集者　崎山貴弘
発行所　株式会社ポプラ社
　　　　〒102-8519　東京都千代田区麹町4-2-6
　　　　ホームページ　www.poplar.co.jp（ポプラ社）
　　　　kodomottolab.poplar.co.jp（こどもっとラボ）
印刷・製本　大日本印刷株式会社

©POPLAR Publishing Co.,Ltd. 2023
ISBN978-4-591-17662-7 ／ N.D.C. 491 ／ 47p ／ 29cm Printed in Japan

どうなってるの!? 人のからだの しくみ 大図解

全**6**巻
セット N.D.C.491

監修 坂井 建雄（順天堂大学特任教授）

小学校中学年から

- A4 変型判
- 各 47 ページ
- 図書館用特別堅牢製本図書

ポプラ社はチャイルドラインを応援しています

18さいまでの子どもがかけるでんわ
チャイルドライン®
0120-99-7777
毎日午後**4**時〜午後**9**時 ※12/29〜1/3はお休み

電話代はかかりません
携帯（スマホ）OK

18さいまでの子どもがかける子ども専用電話です。
困っているとき、悩んでいるとき、うれしいとき、
なんとなく誰かと話したいとき、かけてみてください。
お説教はしません。ちょっと言いにくいことでも
名前は言わなくてもいいので、安心して話してください。
あなたの気持ちを大切に、どんなことでもいっしょに考えます。

チャット相談は
こちらから

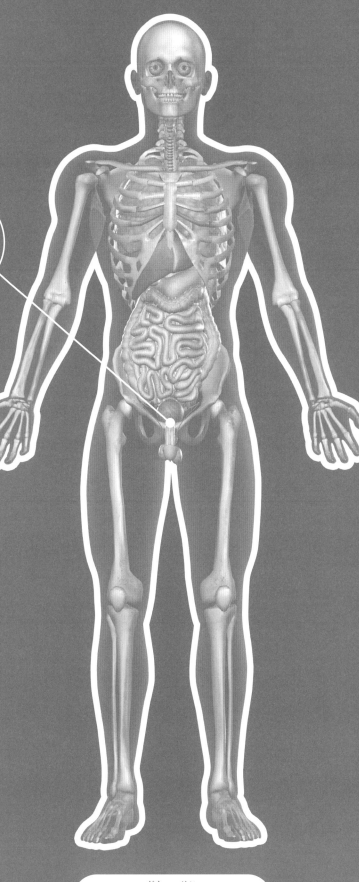

男女の
ちがい

男性と女性のからだの構造はほとんど同じですが、生殖器の部分が大きくちがいます。生殖器は子どもを生むための器官です。また、女性の乳房には脂肪がついています。

生殖器
(→2巻)

男性